ALEJANDRO VILLAO RODRÍGUEZ
SILVIA LARA ARRIAGA

La función pedagógica del médico docente

ALEJANDRO VILLAO RODRÍGUEZ
SILVIA LARA ARRIAGA

La función pedagógica del médico docente

en la formación de los estudiantes de medicina
para la atención de emergencias obstetricas

Editorial Académica Española

Imprint
Any brand names and product names mentioned in this book are subject to trademark, brand or patent protection and are trademarks or registered trademarks of their respective holders. The use of brand names, product names, common names, trade names, product descriptions etc. even without a particular marking in this work is in no way to be construed to mean that such names may be regarded as unrestricted in respect of trademark and brand protection legislation and could thus be used by anyone.

Cover image: www.ingimage.com

Publisher:
Editorial Académica Española
is a trademark of
Dodo Books Indian Ocean Ltd. and OmniScriptum S.R.L publishing group

120 High Road, East Finchley, London, N2 9ED, United Kingdom
Str. Armeneasca 28/1, office 1, Chisinau MD-2012, Republic of Moldova, Europe
Printed at: see last page
ISBN: 978-613-9-40610-4

"LA FUNCIÓN PEDAGÓGICA DEL MÉDICO DOCENTE EN LA FORMACIÓN DE LOS ESTUDIANTES DE MEDICINA PARA LA ATENCIÓN DE EMERGENCIAS OBSTETRICAS"

"THE PEDAGOGICAL ROLE OF THE TEACHING PHYSICIAN IN THE TRAINING OF MEDICAL STUDENTS FOR THE CARE OF OBSTETRIC EMERGENCIES"

ALEJANDRO VILLAO RODRÍGUEZ

alejandro_villao@hotmail.com

Investigador independiente

Orcid 0009-0003-9132-9206

Guayaquil – Ecuador

SILVIA LARA ARRIAGA

silviamlaraa@hotmail.com

Investigador independiente

Orcid: 0000-0002-0964-6751

Guayaquil – Ecuador

Autor de Correspondencia: Alejandro Villao Rodríguez

+593 991912092

Alejandro_villao@hotmail.com

Conflictos de Interés: Ninguno que declarar.

RESUMEN

Dentro del presente artículo, se realizó una exhaustiva exploración sobre la función pedagógica del médico docente en la formación de estudiantes de medicina para la atención de emergencias obstétricas. La investigación, basada en entrevistas con médicos docentes especializados en este campo, reveló una tesis central que destaca la importancia crucial del médico docente como guía, líder y modelo ético en el proceso formativo. En respuesta a desafíos comunes, como la variabilidad en la experiencia clínica y la gestión del tiempo, se identificaron enfoques adaptativos y flexibles como estrategias efectivas. La adaptación emergió como un elemento fundamental para personalizar la enseñanza, incorporando simulaciones realistas, aprendizaje basado en problemas y tecnologías educativas. Mientras que la promoción de la participación activa y el aprendizaje práctico, mediante escenarios interactivos y discusiones basadas en casos reales, se estableció como esencial en el proceso educativo. La inclusión de la ética y la sensibilidad cultural en la enseñanza fue reconocida como un factor clave para formar profesionales médicos culturalmente competentes. Asimismo, las tecnologías educativas, como simuladores avanzados y realidad virtual, fueron destacadas como herramientas efectivas para mejorar la formación en emergencias obstétricas. La conclusión unificada del artículo enfatizó la necesidad perentoria de formación continua para los médicos docentes, con la participación en eventos científicos y la colaboración con expertos como estrategias esenciales. En síntesis, el análisis retrospectivo presente en este artículo revela un enfoque holístico y adaptativo en la enseñanza de emergencias obstétricas, delineando prácticas efectivas que han dejado una huella positiva en la formación de futuros profesionales de la medicina.

Palabras claves:

Emergencias obstétricas, médico docente, enseñanza adaptativa, tecnologías educativas, formación continua.

INTRODUCCIÓN

La formación de estudiantes de medicina es un proceso intrincado que abarca no solo la transmisión de conocimientos, sino también la cultivación de habilidades prácticas y valores éticos. En el ámbito de la atención médica, la capacitación en emergencias obstétricas adquiere una importancia singular debido a la naturaleza crítica de estas situaciones para la salud materna y fetal. Dentro de tal contextualización, el médico docente surge como una figura clave, desempeñando un papel fundamental en la guía y formación de futuros profesionales de la medicina (1).

Al adentrarse en la atención de emergencias obstétricas, los estudiantes de medicina se enfrentan a un terreno complejo que exige no solo habilidades técnicas agudas, sino también la capacidad de tomar decisiones rápidas y éticas bajo presión. La formación debe diseñarse de manera integral, simulando escenarios realistas que permitan a los estudiantes desarrollar tanto destrezas técnicas como la empatía necesaria para abordar las complejidades emocionales y éticas de la obstetricia de emergencia.

El médico docente asume el papel crucial de facilitador y guía en este proceso educativo, ya que más allá de ser un mero transmisor de información, el médico docente crea un entorno educativo que fomenta la participación activa, la resolución de problemas y el desarrollo de habilidades interpersonales. Esto debido a que su función pedagógica implica no solo enseñar conocimientos teóricos, sino también modelar comportamientos y actitudes que los estudiantes deben incorporar en su práctica profesional (2).

La relación entre el médico docente y los estudiantes es fundamental para la formación integral, cuya enseñanza de emergencias obstétricas no solo se trata de la adquisición de habilidades técnicas, sino también de la internalización de valores éticos. En donde el médico docente transmite la importancia de la empatía, la comunicación efectiva y el respeto hacia las pacientes en situaciones críticas, contribuyendo así a la humanización de la atención médica.

En el proceso de formación, el médico docente no solo instruye sobre procedimientos y protocolos, sino que también fomenta la reflexión y la autoevaluación. En donde la toma de decisiones éticas y la capacidad de manejar situaciones delicadas se convierten en habilidades fundamentales que se cultivan a lo largo de la formación. Dentro de la cual el docente actúa como mentor, guiando a los estudiantes hacia una comprensión profunda de las responsabilidades éticas y emocionales que conlleva la atención de emergencias obstétricas (3).

La atención de emergencias obstétricas no solo demanda competencia técnica, sino también una sensibilidad especial hacia las necesidades emocionales de las pacientes. En este sentido, el médico docente, a través de su interacción con los estudiantes, modela una atención centrada en el paciente, donde la humanización de la medicina se convierte en un principio fundamental.

Cabe destacar que el médico docente, al asumir su papel pedagógico, contribuye a la formación de profesionales de la medicina que no solo son competentes desde el punto de vista técnico, sino también ética y humanísticamente. Cuya enseñanza de emergencias obstétricas se convierte en un proceso integral, donde el médico docente, como guía, moldea no solo la habilidad clínica de los estudiantes, sino también su capacidad para enfrentar desafíos éticos con compasión y juicio (4).

Por lo tanto, la formación de estudiantes de medicina en emergencias obstétricas no solo se trata de transmitir conocimientos y habilidades prácticas, sino también de establecer una conexión significativa entre el médico docente y los aprendices. En donde la relación de mentoría se convierte en un elemento crucial para el éxito de la formación, ya que permite una transferencia más efectiva de conocimientos y experiencias. El médico docente, al construir un vínculo sólido con los estudiantes, facilita un ambiente de aprendizaje en el que la confianza y la comunicación abierta son fundamentales.

De igual modo, es fundamental destacar que el médico docente no solo se limita a la enseñanza en el entorno académico, sino que también desempeña un papel activo en la introducción de los estudiantes en situaciones clínicas reales. Puesto que la exposición temprana a casos prácticos bajo la supervisión directa del médico docente permite a los estudiantes aplicar sus conocimientos teóricos en un entorno práctico. Dicha inmersión temprana contribuye al desarrollo de la confianza y la competencia necesarias para abordar futuras emergencias obstétricas de manera independiente (5).

La diversidad de los escenarios clínicos en emergencias obstétricas presenta un desafío adicional en la formación, en la cual el médico docente, al exponer a los estudiantes a una variedad de casos, garantiza que estén preparados para enfrentar la complejidad y la imprevisibilidad que caracterizan a esta área de la medicina. En donde la formación integral incluye no solo situaciones comunes, sino también aquellas que presentan desafíos únicos, fomentando así la adaptabilidad y la resiliencia en los estudiantes.

En base a todo lo planteado anteriormente, se puede inferir que la función pedagógica del médico docente en la formación de estudiantes de medicina para la atención de emergencias obstétricas es esencial para el desarrollo de profesionales de la salud completos y éticos. A través de la orientación, la supervisión y el modelado de comportamientos, el médico docente desempeña un papel crucial en la formación de futuros expertos en la atención de emergencias obstétricas, preparándolos para abordar no solo las complejidades técnicas, sino también los aspectos éticos y emocionales de esta área crítica de la medicina

METODOLOGÍA

Modalidad básica de la investigación

La presente investigación se define como un proceso metódico, sistemático, objetivo y estructurado que tiene como objetivo dar respuesta a una serie de interrogantes, teorías, hipótesis, y supuestos que surgen sobre un tema determinado "La función pedagógica del médico docente en la formación de los estudiantes de medicina para la atención de emergencias obstétricas". El objetivo principal del presente estudio repercute en investigar la repercusión de la función pedagógica del médico docente en la formación de los estudiantes de medicina para la atención de emergencias obstétricas, para ello es importante generar conocimiento, cambiando ideas, brindando soluciones instantáneas a problemas cotidianos a partir de las observaciones del investigador.

Investigación descriptiva

La investigación descriptiva tiene la tarea de determinar las características de la población objeto de la investigación, su metodología se centra en responder la pregunta del problema jurídico, así mismo pretende describir la naturaleza de los segmentos demográficos en lugar de las causas del fenómeno, todo esto mediante la utilización de una matriz didáctica autónoma basada los daños psicológicos ocasionados por el trabajo informal.

Investigación bibliográfica

La investigación bibliográfica se puede definir como cualquier trabajo que requiera recopilar información de sitios web que se utilizan para obtener información precisa. Estos pueden incluir fuentes más tradicionales como libros, revistas, periódicos y reseñas, así como medios electrónicos como grabaciones de audio y video y películas, y fuentes en línea como sitios web, que son las fuentes más populares para confirmar conocimientos previos.

Investigación de campo

Toda investigación de campo se basa en la realización una serie de observaciones, entrevistas y análisis de las personas involucradas. Las grandes empresas pueden tener sus propios departamentos de marketing o investigación que recopilan datos de fuentes primarias. Por esta razón, la mayor parte del trabajo de campo se centra en organizaciones externas que realizan encuestas, grupos focales y entrevistas en nombre de la empresa. El trabajo de la investigación de campo es la recopilación de nuevos datos de fuentes primarias para un propósito específico. Este también puede ser tomado como un método de recopilación de datos cualitativos para comprender, observar e interactuar con personas en un contexto sociocultural determinado.

Métodos utilizados en el presente estudio

Método cualitativo:

El método cualitativo es una herramienta analítica destinada principalmente para que los solucionadores de problemas puedan comprender la psiquis detrás de cada problema (observar, escuchar y comprender), esto requiere una sistematización rigurosa de los diversos métodos y herramientas que componen el acervo metodológico y, por tanto, un excelente conocimiento de la teoría, la implementación de este método es fundamental ya que este nos permitirá conocer cómo se sienten las personas

Método cuantitativo:

El método cuantitativo es una metodología de investigación centrada en la recopilación de datos cuantificables a través de encuestas, entrevistas y cuestionarios, esto con la finalidad de poder realizar un análisis estadístico de todos los datos recolectados y así o poder realizar un análisis efectivo acerca de a cuantas personas y como les afecta el tema principal de la investigación.

Método científico:

El método científico es un método de investigación utilizado principalmente para adquirir conocimientos científicos. Es importante utilizar la terminología correcta para abordar el sistema científico de forma rigurosa y fiable. Debe basarse en la experiencia y la medición, siguiendo las reglas de la argumentación, en una ideología más cercana a la realidad y resultado de un proceso independiente de las creencias del investigador. Por otro lado, trata de mejorar el análisis de resultados basando su información en evidencias e investigaciones rigurosas adecuadas para determinar cómo funciona una determinada pregunta.

Método analítico sintético:

Este enfoque involucra dos procesos mentales invertidos que operan simultáneamente: análisis y síntesis. El análisis es un proceso lógico que divide las cosas en partes y atributos, en muchas relaciones, propiedades y componentes. El método analítico o método de análisis empírico es un modelo de investigación científica basado en la experiencia directa y la lógica empírica. Es la ciencia más utilizada tanto en las ciencias naturales como en las sociales. Este método analiza el fenómeno en estudio, es decir, lo descompone en sus elementos básicos.

RESULTADOS

En base a la realización de diversas entrevistas dirigidas a médicos docentes que estén activamente involucrados en la formación de estudiantes de medicina se obtuvieron los siguientes resultados:

Tabla 1.

Cuestionario de Entrevistas

Entrevistados / Preguntas	Docente Nº1	Docente Nº2	Docente Nº3	Docente Nº4	Docente Nº5
¿Cuál considera que es el papel fundamental del médico docente en la formación de estudiantes de medicina para la	El médico docente desempeña un papel esencial al proporcionar orientación y liderazgo en la formación de	El papel fundamental del médico docente es actuar como modelo a seguir, mostrando a los estudiantes cómo	En la formación de estudiantes para la atención de emergencias obstétricas, el médico docente cumple una	El médico docente actúa como facilitador del desarrollo de habilidades de trabajo en equipo al enseñar a los	El médico docente desempeña un papel clave en el fomento de la resiliencia y la capacidad de manejo del estrés

atención de emergencias obstétricas?	estudiantes de medicina para la atención de emergencias obstétricas. Su función principal radica en guiar a los estudiantes en el desarrollo de habilidades clínicas, conocimientos técnicos y juicio clínico necesario para abordar situaciones obstétricas críticas.	aplicar principios éticos y humanísticos en el cuidado de pacientes en situaciones de emergencia obstétrica. Además de transmitir conocimientos médicos, fomenta valores como la compasión, la empatía y el respeto hacia las pacientes.	función crucial al facilitar el aprendizaje activo y experiencial. Su papel incluye la creación de entornos simulados y la promoción de la participación práctica, permitiendo a los estudiantes aplicar sus conocimientos teóricos en situaciones realistas.	estudiantes a colaborar efectivamente con otros profesionales de la salud en la atención de emergencias obstétricas. Esto implica la promoción de la comunicación clara, la coordinación eficiente y la toma de decisiones compartida.	en los estudiantes de medicina, preparándolos para enfrentar desafíos emocionales inherentes a situaciones de emergencia obstétrica. Asimismo, guía a los estudiantes en el desarrollo de habilidades para la autorreflexión y el aprendizaje continuo en este contexto clínico exigente.

¿Cuáles son los principales desafíos que enfrenta al enseñar a los estudiantes en este campo y cómo aborda esos desafíos?	Uno de los desafíos clave es la variabilidad en la experiencia clínica de los estudiantes. Para abordar esto, implemento estrategias que equilibren la exposición clínica, como rotaciones supervisadas y simulaciones realistas, para garantizar que todos los estudiantes adquieran habilidades esenciales	La gestión del tiempo es un desafío común al enseñar emergencias obstétricas. Para superar este obstáculo, establezco un plan de estudios estructurado que prioriza los conceptos y habilidades críticos. También fomento la eficiencia en la práctica clínica y utilizo	La diversidad de estilos de aprendizaje entre los estudiantes puede ser un desafío al enseñar emergencias obstétricas. Para abordar este problema, implemento enfoques pedagógicos variados, como clases magistrales, actividades prácticas, y el uso de tecnologías educativas	La limitada exposición a emergencias obstétricas en entornos clínicos reales puede ser un desafío. Para superar esto, fomento la colaboración con centros de simulación médica y promuevo el uso de simulaciones realistas para ofrecer a los estudiantes experiencias prácticas que	La actualización constante de los contenidos y prácticas pedagógicas es un desafío en un campo médico en evolución. Para abordar esta preocupación, participo activamente en programas de educación continua, colaboro con expertos en el campo y fomento la investigación educativa para

	independientemente de las diferencias en sus experiencias previas.	herramientas tecnológicas para mejorar la accesibilidad de los recursos educativos.	interactivas, para adaptarme a diferentes estilos de aprendizaje y mejorar la comprensión.	reflejen situaciones de emergencia obstétrica de manera segura y controlada.	integrar los avances más recientes en la formación de estudiantes en emergencias obstétricas.
¿Cómo adapta su enfoque pedagógico para garantizar que los estudiantes adquieran habilidades efectivas en el manejo de emergencias obstétricas?	Adapto mi enfoque pedagógico considerando las habilidades y conocimientos previos de cada estudiante. Proporciono oportunidades personalizadas para el desarrollo de habilidades,	Integro de manera proactiva la práctica clínica mediante el uso de simulaciones realistas. Esto incluye escenarios de emergencias obstétricas que permiten a los estudiantes aplicar sus conocimientos	Implemento estrategias de aprendizaje basado en problemas, donde los estudiantes enfrentan casos clínicos específicos de emergencias obstétricas. Esto fomenta el razonamiento	Proporciono retroalimentación constructiva de manera regular para mejorar las habilidades de los estudiantes. Utilizo evaluaciones formativas y sumativas para medir su progreso	Incorporo tecnologías educativas como herramientas complementarias para el aprendizaje. Plataformas interactivas, simuladores virtuales y recursos

	asegurándome de abordar las áreas específicas de mejora de cada estudiante en el manejo de emergencias obstétricas.	en un entorno controlado, facilitando la adquisición de habilidades efectivas y la toma de decisiones rápidas.	crítico y la resolución de problemas, permitiendo a los estudiantes desarrollar habilidades efectivas para el manejo de situaciones de emergencia.	y ajustar mi enfoque pedagógico según las necesidades individuales y colectivas.	multimedia ayudan a los estudiantes a visualizar y practicar procedimientos, contribuyendo a la adquisición de habilidades efectivas en el manejo de emergencias obstétricas.
¿Qué estrategias utiliza para fomentar la participación activa de los estudiantes y	Diseño escenarios de simulación interactivos que imitan situaciones de emergencia obstétrica. Estos	Fomento discusiones basadas en casos clínicos reales para involucrar a los estudiantes en el	Implemento juegos de rol donde los estudiantes asumen roles específicos en	Facilito oportunidades para prácticas en entornos clínicos simulados, como salas de parto	Fomento proyectos colaborativos donde los estudiantes trabajan en

promover un aprendizaje práctico en situaciones de emergencia obstétrica?	escenarios permiten a los estudiantes participar activamente, tomar decisiones en tiempo real y aplicar sus conocimientos en un entorno práctico y controlado.	análisis y la resolución de problemas. Esta estrategia promueve la participación activa al permitir que los estudiantes apliquen conceptos teóricos a situaciones clínicas específicas.	situaciones de emergencia obstétrica. Esto les brinda la oportunidad de practicar habilidades de comunicación, toma de decisiones y trabajo en equipo, fomentando la participación activa y el aprendizaje práctico.	virtuales o maniquíes de simulación. Estas prácticas permiten a los estudiantes experimentar de manera realista procedimientos y protocolos, promoviendo un aprendizaje práctico y activo.	equipos para abordar casos de emergencia obstétrica. Esta estrategia no solo promueve la participación activa, sino que también mejora las habilidades de trabajo en equipo y la resolución de problemas en un contexto clínico.
¿Cómo integra la ética y la sensibilidad	Diseño escenarios de emergencias obstétricas que	Facilito discusiones y análisis de casos	Integro sesiones educativas específicas sobre	Colaboro con profesionales de la salud	Implemento evaluaciones que incluyen la

cultural en la enseñanza de la atención de emergencias obstétricas, considerando la diversidad de pacientes?

reflejen la diversidad cultural de la población. Esto permite a los estudiantes enfrentarse a situaciones que consideran aspectos éticos y culturales, promoviendo la sensibilidad y conciencia cultural en la atención médica.

éticos y culturales relacionados con emergencias obstétricas. Estos casos desafían a los estudiantes a considerar factores éticos y culturales al tomar decisiones clínicas, fomentando la reflexión y el desarrollo de habilidades sensibles a la diversidad.

sensibilidad cultural en la atención obstétrica. Estas sesiones abordan temas como las prácticas culturales relacionadas con el parto, las preferencias en la atención médica y el respeto a las creencias y valores de las diferentes comunidades.

culturalmente competentes para brindar perspectivas y experiencias en la atención de emergencias obstétricas. Esto permite a los estudiantes aprender de expertos que comprenden las dimensiones éticas y culturales específicas de diferentes grupos de pacientes.

competencia cultural en el manejo de emergencias obstétricas. Esto asegura que los estudiantes sean capaces de aplicar principios éticos y respetar la diversidad cultural al proporcionar atención obstétrica de manera efectiva y sensible.

¿Cuáles son las tecnologías o metodologías educativas que encuentra más efectivas para la formación de estudiantes en este campo específico?	La utilización de	La implementación	El uso de	El desarrollo de	La creación de
	simuladores	de tecnologías de	plataformas	aplicaciones	entornos de
	avanzados	realidad virtual y	educativas en	móviles educativas	simulación que
	específicos para	aumentada ofrece	línea interactivas	específicas para	fomentan la
	emergencias	experiencias	facilita el acceso a	emergencias	práctica en equipo
	obstétricas permite	inmersivas. Esto	recursos de	obstétricas brinda	es esencial. Esto
	a los estudiantes	permite a los	aprendizaje	a los estudiantes	puede incluir
	practicar	estudiantes	actualizados. Estas	acceso	simulaciones en
	procedimientos en	explorar entornos	plataformas	instantáneo a	las que
	un entorno	virtuales de parto,	pueden incluir	información	estudiantes de
	controlado. Estos	practicar	módulos de	relevante y	medicina trabajan
	simuladores replican	procedimientos y	enseñanza, casos	herramientas de	junto con otros
	situaciones realistas,	mejorar su	de estudio	aprendizaje. Estas	profesionales de la
	mejorando la	comprensión de la	interactivos y	aplicaciones	salud, mejorando
	habilidad de los	anatomía,	evaluaciones,	pueden incluir	las habilidades de
	estudiantes para	contribuyendo	proporcionando	videos	comunicación y
	manejar	significativamente	flexibilidad a los	instructivos, casos	coordinación
	emergencias	a la formación en	estudiantes para	clínicos	necesarias.
				interactivos y	

	obstétricas de manera efectiva.	emergencias obstétricas.	aprender a su propio ritmo.	recordatorios de protocolos.	
¿Cómo involucra a los estudiantes en experiencias prácticas o situaciones simuladas para prepararlos mejor para enfrentar emergencias obstétricas en un entorno real?	Organizo sesiones regulares de simulaciones de emergencias obstétricas que replican escenarios realistas, permitiendo a los estudiantes enfrentarse a situaciones críticas y practicar la toma de decisiones bajo presión en un entorno controlado.	Facilito rotaciones clínicas en entornos de atención obstétrica donde los estudiantes pueden participar activamente en el manejo de emergencias. Esta experiencia práctica directa les brinda la oportunidad de aplicar sus conocimientos teóricos en	Promuevo la participación de los estudiantes en equipos interdisciplinarios dedicados a resolver casos clínicos de emergencias obstétricas. Esta colaboración fomenta la integración de conocimientos y habilidades, preparando a los estudiantes para	Utilizo maniquíes de simulación de alta fidelidad para el entrenamiento práctico. Los estudiantes pueden realizar procedimientos obstétricos, como la resucitación neonatal o la realización de partos simulados, mejorando sus habilidades técnicas y su confianza en	Fomento la participación de los estudiantes en programas de simulación en red, donde colaboran con otras instituciones educativas y centros de simulación., lo cual amplia exposición a una variedad de escenarios de emergencias obstétricas y

		situaciones clínicas reales.	enfrentar desafíos de manera efectiva	situaciones de emergencia.	promueve el intercambio de mejores prácticas entre instituciones.
¿Cuál es su opinión sobre la importancia de la formación continua para los médicos docentes en el ámbito de la atención de emergencias obstétricas y cómo se asegura de mantenerse actualizado en las mejores prácticas	Considero que la formación continua es crucial en el ámbito de la atención de emergencias obstétricas debido a la constante evolución de las prácticas médicas y las tecnologías. La actualización continua garantiza que los médicos	Valorizo la participación activa en congresos, simposios y eventos científicos especializados en obstetricia y ginecología. Estos encuentros proporcionan oportunidades para aprender sobre los avances	Establezco colaboraciones con profesionales médicos especializados en emergencias obstétricas. Esta interacción facilita el intercambio de conocimientos y experiencias, permitiéndome mantenerme al tanto de las	Me comprometo activamente en programas de educación continua, como cursos y talleres especializados en emergencias obstétricas. Estos programas proporcionan un marco estructurado para aprender nuevas	Mantengo una conexión cercana con la investigación clínica participando en la supervisión de proyectos de investigación y estudios clínicos relacionados con emergencias obstétricas. Esto me permite

| **y avances médicos?** | docentes estén equipados con los conocimientos más recientes, lo que se traduce en una enseñanza más efectiva. | más recientes, intercambiar experiencias con colegas y acceder a investigaciones vanguardistas en el campo. | mejores prácticas y abordajes más novedosos en el manejo de situaciones críticas. | técnicas, actualizar protocolos y fortalecer habilidades pedagógicas específicas para la formación de estudiantes. | incorporar los últimos hallazgos científicos en mi enseñanza, asegurando que los estudiantes estén expuestos a la información más actualizada y relevante. |

Nota: Elaboración propia

ESTRATEGIA DEL MEDICO DOCENTE PARA EL DESARROLLO DE HABILIDADES EN LA ATENCIÓN DE URGENCIAS OBSTÉTRICAS EN EL ESTUDIANTE DE MEDICINA

Fundamentos de la estrategia para el desarrollo de la habilidad en la atención de urgencias obstétricas en el estudiante de Medicina.

HABILIDADES Y COMPETENCIAS

De acuerdo con la Secretaría de salud (2021) las habilidades y competencias se refieren a las acciones específicas realizadas por el estudiante que implican la aplicación de habilidades intelectuales junto con destrezas físicas o motoras, las cuales son dirigidas por métodos, sistemas o procedimientos. Las competencias y aptitudes: las competencias se refieren a las capacidades intelectuales, mientras que las aptitudes se relacionan con las habilidades físicas o motoras en el proceso de desarrollo (Díaz Barriga, 2011).

Para que las habilidades y competencias sean verdaderamente efectivas, deben emplearse de acuerdo con reglas, normas, métodos, sistemas o procedimientos establecidos. Al adquirir un conocimiento profundo y habilidades sólidas en estos aspectos, se obtendrán resultados superiores al poner en práctica las habilidades y destrezas correspondientes (Secretaría de salud, 2021).

Urgencia en las complicaciones obstétricas

Las complicaciones obstétricas se refieren a problemas de salud que surgen durante el período gestacional. Estos problemas tienen el potencial de afectar la salud de la madre, el bebé o ambas personas. Es posible que algunas mujeres presenten afecciones de salud previas a la concepción, lo que podría dar lugar a complicaciones durante el embarazo (Oficina para la salud de la mujer, 2022).

Incluso entre mujeres que presentaban buena salud antes de concebir, la aparición de complicaciones durante el embarazo puede elevar el nivel de riesgo asociado con la condición materna. Recibir atención prenatal regular desde el inicio del embarazo puede ayudar a reducir la probabilidad de complicaciones, ya que permite a los proveedores de atención médica diagnosticar, tratar o controlar afecciones antes de que se conviertan en problemas más graves. La atención prenatal también puede contribuir a la detección de trastornos de salud mental asociados con el embarazo, tales como ansiedad y depresión (US Department of Health and Human Services, 2024).

Las complicaciones obstétricas, por su naturaleza imprevista, conllevan un riesgo significativo que requiere atención inmediata, dada su capacidad potencial para generar secuelas duraderas en la salud y bienestar a largo plazo del individuo. Las ocurrencias conocidas como emergencias obstétricas surgen de factores que afectan tanto al feto como a la madre, representando una grave amenaza para su salud y su vida (Oldland et al., 2020). El personal especializado se encarga de estas situaciones debido a la urgencia. La participación del personal en estas situaciones acelera los procesos de toma de decisiones y proporciona asistencia práctica. El rol de este miembro del equipo implica brindar experiencias, atención psicológica y una atención óptima (Organización Mundial de la Salud, 2016).

De acuerdo con Campos y Loza (2011) la capacitación juega un papel muy importante como parte del conjunto de técnicas y herramientas utilizadas para la planificación y la implementación de estrategias con el fin de fomentar el progreso organizacional de una empresa. A través de la capacitación se potencian las habilidades de los empleados para desempeñar eficazmente sus responsabilidades laborales. Dado que la formación es un proceso continuo que tiene como objetivo mejorar la eficacia y la eficiencia en la ejecución de tareas concomitantemente con la mejora del desempeño, la satisfacción laboral y la capacidad innovadora de los trabajadores (Campos y Loza, 2011) (Campos y Loza, 2011).

De acuerdo con Jimenez Pozo (2023) es evidente la importancia de la detección oportuna de patologías en mujeres embarazadas para prevenir posibles complicaciones que puedan resultar mortales. Por consiguiente, es imperativo ofrecer capacitación en emergencias obstétricas durante el manejo del parto, con el propósito de garantizar la competencia del personal de salud. Este enfoque abarca diversos elementos, como el personal capacitado, la disponibilidad de medicamentos, equipamiento adecuado e infraestructura apropiada, entre otros aspectos relevantes.

La formación clínica implica la inclusión del estudiante en el entorno profesional particular. En este punto se llega al máximo nivel de representación de la interacción entre el currículo y el entorno sanitario. El hospital universitario es el lugar óptimo para que se lleve a cabo este encuentro, ofrece un entorno ideal para que se produzca este encuentro. La misión tripartita que abarca la atención al paciente, la educación y la investigación no sólo debe conceptualizarse sino también implementarse como una realidad tangible; en lugar de limitarse a reconocer su existencia, debe llevarse a cabo activamente en la práctica (Millán Núñez, 2008).

Al respecto, Millán Núñez (2008) considera fundamental que todos los servicios de atención médica se integren al ámbito educativo, incluyendo la hospitalización, las consultas, las salas de cirugía, las áreas de urgencias y cuidados intensivos, los laboratorios de técnicas y exploraciones, así como el segmento de atención primaria, entre otros, para que el tiempo que el estudiante pasa en dichas áreas, a veces acompañado por su mentor o instructor de prácticas (dos tercios del tiempo) o practicando de forma independiente (un tercio del tiempo), sea máximamente productivo.

Estructura de la estrategia para el desarrollo de la habilidad atención de urgencias obstétricas en el estudiante de Medicina.

La estructura de una estrategia efectiva para el desarrollo de habilidades en atención de emergencia obstétrica entre estudiantes de medicina debe abarcar una serie de componentes esenciales para fomentar la capacidad de respuesta en caso de emergencias en los estudiantes requiere implementar diversas estrategias a continuación se presenta algunos elementos de la estructura:

Planificación:

Es fundamental la preparación mediante el desarrollo de un plan de comunicación de emergencia previo a la eventualidad de una situación crítica. Dicho plan debe contemplar los posibles escenarios accidentales específicos de la instalación que requieran la activación de los protocolos de emergencia (Supersalud, 2021).

Canales de Comunicación

Identificar los medios de comunicación que se emplearán durante una situación de emergencia. De acuerdo con Ruiz (2024) estos canales pueden incluir:

- Comunicación interna: implementar un sistema estructurado de comunicación interna para garantizar que el equipo de respuesta a emergencias permanezca adecuadamente informado.
- Comunicación Externa: establecer los medios de comunicación externa adecuados para mantener informadas a las autoridades, los medios de comunicación y al público en general.
- Comunicación con los afectados: Interacción con los individuos impactados: implementar un mecanismo de comunicación con

aquellas personas afectadas por la situación de emergencia, con el propósito de proveer información oportuna y asistencia.

De igual manera, en Supersalud (2021) indican que la comunicación eficaz es de suma importancia en contextos de emergencia con el fin de salvaguardar la seguridad y la integridad de los individuos afectados. En tiempos de crisis, es fundamental emplear un lenguaje claro y conciso para transmitir información de forma eficaz y precisa sin provocar confusión o pánico.

Así mismo, Supersalud (2021) consideran que la comunicación de emergencia implica la transmisión en tiempo real de instrucciones, advertencias y actualizaciones, enfatizando la importancia crítica de cada palabra hablada o escrita. Es fundamental emplear un lenguaje sencillo y abstenerse de emplear jerga técnica o terminología compleja que pueda resultar difícil de comprender para una audiencia general.

Además, Supersalud (2021) indican que es aconsejable emplear frases concisas y sencillas para mejorar la comprensión y minimizar las malas interpretaciones. Es fundamental transmitir la información de forma clara y precisa, evitando ambigüedades o dobles sentidos que puedan dar lugar a confusión o malas interpretaciones. En este sentido, la utilización de listas con viñetas o numeradas puede facilitar significativamente la organización y presentación estructurada de la información, mejorando así la legibilidad. El uso de enumeraciones posibilita la destacada de aspectos fundamentales y la simplificación de la lectura, lo cual contribuye a la comprensión de la información en contextos de presión o emergencia.

Asimismo, consideran en Supersalud (2021) que resulta crucial resaltar la necesidad de emplear un tono de voz que sea firme pero sereno al comunicarse en situaciones de emergencia. Instilar un sentido de confianza y serenidad puede resultar beneficioso en la mitigación de la ansiedad de individuos, favoreciendo la creación de un entorno sereno y pacífico en situaciones caóticas. La comunicación de emergencia requiere un enfoque claro y preciso. Adoptar un estilo de comunicación claro y conciso, mediante el uso de un vocabulario accesible, oraciones breves y estructuradas, así como mantener un tono tranquilo, resulta crucial durante situaciones críticas, facilitando una eficaz transmisión de mensajes y una pronta y adecuada acción.

Comunicación y empatía

El proceso de comunicación es un componente fundamental del ars médica de acuerdo con (Hafferty, 1994) citado por Maza-de la Torre et al., 2023), que actualmente se materializa en el hábil comunicador contemporáneo que prioriza la observación y la escucha activa, seguidas del pensamiento crítico y la reflexión para articular la información de manera efectiva. La comunicación juega un papel fundamental en el mantenimiento del arte de la medicina a través del médico. Además, es un factor determinante que los pacientes priorizan a la hora de seleccionar a su proveedor de atención sanitaria, ya que las personas con mala salud suelen optar por médicos en función de sus habilidades comunicativas y su comportamiento compasivo. Lamentablemente, este atributo falta en la mayoría de los profesionales sanitarios y progresivamente se está volviendo más frecuente.

De acuerdo con Alcorta-Garza et al. (2005) la empatía es reconocida como una de las competencias centrales de la educación médica en el siglo XXI, juega un papel vital en la comunicación médico-usuario. Se hace alusión a la competencia para comprender las vivencias y emociones de otro individuo, ya sea el paciente en cuestión o sus allegados, en conjunto con la destreza para transmitir dicho entendimiento al afectado. Este concepto ha sido teórica y empíricamente vinculado a diversos atributos, tales como el respeto, comportamiento pro-social, pensamiento moral, actitudes positivas hacia las personas mayores, habilidades clínicas en la obtención de historias médicas y examen físico, satisfacción en la relación médico-paciente, calidad de la relación terapéutica y resultados clínicos favorables.

La empatía como lo afirma Esquerda et al. (2016) abarca no sólo aspectos emocionales, sino que también involucra componentes fundamentales: cognitivo, comprensión y comunicación. Numerosos estudios han establecido una correlación positiva entre niveles más altos de empatía, comunicación efectiva y competencia en la gestión paciente-residente, lo que conduce a una mayor competencia clínica.

Específicamente, los niveles elevados de empatía están relacionados con una mayor facilidad para que los pacientes expresen sus síntomas e inquietudes, lo que resulta no sólo en una mejor toma de antecedentes médicos y precisión diagnóstica, sino también en una mayor participación del paciente, educación sanitaria y calidad general de la atención, lo que lleva a para reducir el estrés del proveedor de atención médica. Últimamente, también se ha establecido una conexión con la competencia ética, incrementando la consideración de los elementos emocionales y relacionales en el análisis y resolución de este tipo de disputas, así como se ha reconocido la relevancia de la medicina narrativa (Sociedad Española de Oncología Médica, Federación de Mujeres de Cáncer de Mama, Novartis Oncology, 2008).

La medicina, de acuerdo con Kraus, (2017), se basa en varias disciplinas científicas e implica la interacción entre dos seres humanos: el médico y el paciente. La comunicación eficaz es el núcleo de esta conexión. Es importante reconocer que más allá de estos dos individuos se encuentra un contexto social más amplio, ya que el paciente no es sólo un individuo enfermo, sino más bien un padre, una madre, un hermano, un abuelo, que está intrincadamente entretejido en una red más amplia y elaborada. En los planes de estudio de la educación universitaria, esta afirmación carece de una prominente presencia y no recibe la debida atención, a pesar de su importancia fundamental en la formación de un profesional de la medicina. Es necesario abordar el déficit presente en los programas educativos. El dominio de las habilidades de comunicación es esencial para garantizar una calidad óptima en las relaciones paciente-proveedor. La satisfacción del paciente depende en gran medida del éxito de esta interacción. La empatía es un elemento crucial en la relación médico-paciente, pero no debe confundirse con la simpatía. El primero implica lograr comprensión, sintonizarnos, aprender a empatizar con los demás y comprender sus emociones, frustraciones y miedos. Desarrollar competencias en este ámbito implica familiarizarse con las inquietudes y ansiedades del paciente, así como adquirir habilidades en estrategias de comunicación para atenuar y calmar dichas preocupaciones de manera efectiva y práctica (Maza-de la Torre et al., 2023).

Utilización de procedimientos estandarizados y listas de verificación

En el contexto contemporáneo de atención a gestantes con riesgo elevado, se requiere la implementación de procedimientos estandarizados y listas de verificación como parte integral de las prácticas de seguridad y calidad. Estas herramientas pueden ayudar a garantizar que se sigan todos los pasos necesarios en el manejo de una emergencia obstétrica.

- Procedimientos estandarizados: La normalización de procedimientos consiste en la implementación de métodos y protocolos estandarizados para la ejecución de diversas tareas dentro de una entidad. Dentro del ámbito de la educación médica, la estandarización tiene el potencial de mejorar la calidad, la productividad y la eficiencia de los procesos educativos (Becciu, 2023).

- Listas de verificación: las listas de verificación sirven como herramientas valiosas para garantizar la finalización de todos los pasos dentro de un proceso o procedimiento. En el ámbito de la educación médica, las listas de verificación pueden desempeñar un papel crucial en la evaluación del rendimiento de los estudiantes en actividades concretas, promoviendo una evaluación minuciosa que contribuye a mejorar la eficacia y fomentar una toma de decisiones basada en evidencias (Balderix, 2024).

- Beneficios de la Estandarización y las Listas de Verificación: Estas estrategias pueden disminuir los riesgos, mejorar el cumplimiento de estándares y obligaciones, hacer más eficiente la cadena productiva, y elevar la claridad de procesos4. Además, facilitan la formación y la tutoría de los nuevos estudiantes, ya que los procedimientos bien definidos facilitan la incorporación de nuevos miembros al equipo y reducen el tiempo de adaptación (Obando, 2023) .

- Utilización en el ámbito de la Educación Médica: Dentro del marco de la educación médica, la normalización de procedimientos y la utilización de listas de control pueden ser empleadas para la instrucción de destrezas clínicas, la evaluación del rendimiento de los estudiantes, y la puesta en práctica de protocolos para la atención de pacientes.

Capacitación en colaboración en equipo

La colaboración en equipo desempeña un papel fundamental en contextos de emergencia. Un equipo bien coordinado tiene la capacidad de trabajar de manera más eficiente y efectiva.

De acuerdo con Beca et al. (2011) afirma que se ha destacado la necesidad crítica de integrar competencias relacionadas con la colaboración en equipo como uno de los principales objetivos de la educación médica venidera. Los entornos clínicos, que varían en tamaño y complejidad, dan cabida a estudiantes de diferentes disciplinas y pueden servir como una vía excepcional para este tipo de aprendizaje. La práctica antes mencionada, siempre y cuando involucre a los estudiantes delineando sus roles y aportes a los pacientes como acciones complementarias dentro del concepto de aprendizaje experiencial. Por lo tanto, al permitir la participación de los estudiantes en el equipo de atención médica sin comprometer la calidad de la atención brindada, las instituciones pueden cumplir con los requisitos de acreditación actuales en los centros de atención médica.

Según los hallazgos en el estudio de Beca et al. (2011), se puede deducir que, aunque comúnmente los estudiantes no se perciben como contribuyentes significativos al trabajo del personal de salud, pueden desempeñar un papel que requiere mayor especificidad, lo cual implica la adquisición de habilidades correspondientes. Esto mejorará la formación de los futuros profesionales médicos, promoverá una colaboración interdisciplinaria eficaz en la atención sanitaria y mejorará la calidad de la atención al paciente. Si bien este estudio posee características de investigación cualitativa que dificultan la generalización de conclusiones, revela la realidad específica de un hospital público, lo que lleva a considerar que tal realidad puede ser análoga en otras instituciones de salud. Se sugiere que se integre a los estudiantes de medicina como miembros del personal de salud en entornos hospitalarios educativos, y que se incluyan las habilidades necesarias para colaborar en equipos interdisciplinarios dentro del currículo de formación médica (Beca et al., 2011).

Simulación en obstetricia

Los escenarios de simulación ofrecen a los profesionales del ámbito sanitario la oportunidad de ejercitar y mejorar sus destrezas en un entorno cuidadosamente controlado y seguro. Estos escenarios pueden simular una variedad de eventos de emergencia obstétrica, brindando a los profesionales de la salud la oportunidad de entrenar y mejorar sus capacidades de respuesta.

Según Gaba (2004) la simulación se presenta como una herramienta de gran utilidad en las disciplinas relacionadas con la salud, debido a su capacidad para acelerar la adquisición de conocimientos por parte de los estudiantes y promover su capacidad de autoevaluación. La simulación posibilita la aplicación del método de ensayo y error como una forma de retroalimentación, preparando así a los estudiantes para su posterior experiencia en entornos clínicos reales. La simulación es un método utilizado para replicar o mejorar una experiencia de la vida real que frecuentemente está imbuida de elementos naturalistas, donde la práctica simulada refleja o replica sustancialmente aspectos del mundo real de una manera totalmente interactiva.

Entre sus beneficios se tienen los siguientes de acuerdo con Lopez et al. (2013:

1) Mejoran significativamente el aprendizaje al complementar los métodos de enseñanza tradicionales.

2) Permiten la repetición de la técnica tantas veces como sea requerido.

3) Los estudiantes adquieren conocimiento a través del proceso de cometer errores y posteriormente desarrollar un nuevo aprendizaje.

4) Se proporcionan entornos cuidadosamente diseñados y seguros, que van desde instalaciones básicas como una sala de consulta para llevar a cabo una

evaluación obstétrica, hasta configuraciones más avanzadas, como una unidad de sala de partos para brindar atención a una paciente en proceso de parto.

5) Facilitan la retroalimentación o análisis posterior en tiempo real, brindando a los estudiantes la oportunidad de identificar sus errores, reflexionar sobre ellos y realizar correcciones en asuntos clínicos y de coordinación (Lopez et al., 2013).

El Simulacro clínico en el campo de la obstetricia según Altamirano-Droguett, (2019) representa una contribución importante para la educación y desarrollo de habilidades de los estudiantes de obstetricia. Los diversos tipos seleccionados de simulaciones de baja, media y alta fidelidad mejoran el aprendizaje basado en descubrimientos, basado en problemas, experiencial y significativo. Además, exhiben dimensiones organizativas y de autorregulación ante estímulos, basadas en los modelos de Burke y Russell, manifestando así una complejidad y una fidelidad muy parecida a la realidad. Por lo tanto, el ambiente, los sentidos, el lenguaje y las relaciones interpersonales interactúan entre sí, acercándose a los contextos clínicos intrahospitalarios. Esto ha mejorado la seguridad y confianza de los estudiantes en los programas de Obstetricia y Cuidado Infantil del país, mientras participan en prácticas clínicas del mundo real. No obstante, hay una falta de investigaciones que demuestren el avance de estas estrategias en la fase preclínica de la práctica de la matronería. Por lo tanto, existe la necesidad de implementar programas de capacitación en simulación clínica diseñados para educadores de enfermeras parteras para mejorar la utilización de esta técnica en entornos de pregrado y posgrado. Esta herramienta de aprendizaje activo juega un papel crucial en el proceso educativo y también puede destacarse por su aplicación en estudios de investigación educativa. Además, sería altamente beneficioso para todos los programas de obstetricia y enfermería establecer una red como centros profesionales de formación en simulación clínica, debidamente reconocidos y alineados con las políticas institucionales de cada universidad. De esta manera, se apoyaría la integración formal de esta nueva metodología de enseñanza en el plan de estudios, lo que requeriría un cambio en la cultura formativa para las generaciones futuras (Altamirano-Droguett, 2019).

Los simuladores de paciente completo

Son los maniquíes de tamaño real que simulan a pacientes, presentan dimensiones anatómicas comparables a las de individuos de varias edades, desde niños hasta adultos (Velasco, 2013). Estos modelos se distinguen por su capacidad de automatización a través de sistemas informáticos, los cuales posibilitan la simulación de condiciones fisiológicas y patológicas, así como la generación de escenarios de crisis que imitan la realidad. En esta categoría se incluyen los modelos obstétricos de acuerdo con Palés y Gomar (2010). La simulación replica un cuerpo humano completo, utilizando un software que dota al maniquí de todas las funciones cardíacas, vasculares y pulmonares.

Al respecto Palés y Gomar (2010) indican que el simulador de paciente completo permite a los estudiantes interactuar con el robot, familiarizarse con el escenario clínico y desarrollar una variedad de habilidades que progresan desde niveles fundamentales hasta niveles más avanzados. Es decir, este tipo de simuladores permiten la simulación de baja fidelidad de procedimientos de cuidados básicos (como cambios de postura, rutinas de higiene, traslados, etc.), simulación de fidelidad media para evaluar un signo clínico concreto (como los ruidos cardíacos), y simulación de alta fidelidad en situaciones de crisis, preferiblemente.

Estos simuladores de pacientes de cuerpo completo generalmente se colocan en entornos realistas, como áreas quirúrgicas o de atención de emergencia, para exponer a los estudiantes a un entorno hospitalario que se parece mucho a escenarios de la vida real (Altamirano-Droguett, 2019).

Plan de capacitación como estrategia

La autora Jimenez Pozo (2023) propone un plan de capacitación como estrategia para el fortalecimiento de las competencias del personal en las emergencias obstétricas con la siguiente estructura:

- Introducción
- Justificación
- Alcance: plan de capacitación es de aplicación para el personal que trabaja en los servicios de emergencia de los centros de salud materna infantil de las redes de la región Ica.
- Fines del plan de capacitación:
  - Mejorar capacidades del recurso humano de la micro y redes de salud de los centros maternos infantiles
  - Contribuir a modificar sustancialmente en las actitudes negativas durante la atención de emergencia hacia la gestante durante el parto y puerperio, además de muerte perinatal que afecta a las mismas, especialmente de los sectores menos favorecidos de la población
  - Mejorar la interacción entre los colaboradores y con ello, elevar el interés por el aseguramiento de la calidad en el servicio
- Objetivos
  - Objetivos Generales
    - Desarrollar y/o fortalecer las competencias laborales de los profesionales que se desempeñan en establecimientos FON y FONB, para mejorar la eficacia de los proceso prestacionales y gerenciales

en el manejo de las gestantes y así detectar a tiempo patologías.

- o Objetivos Específicos
    - Identificar las necesidades de aprendizaje de los participantes, a partir de la problematización de la salud materna – neonatal en su realidad local y en correspondencia con la capacidad resolutiva del establecimiento de salud y su área profesional.
    - Fortalecer y desarrollar capacidades en la atención integral de salud, a través de la mejora de las competencias para el manejo de las emergencias obstétricas durante el parto y puerperio.
- Metas: Capacitar al 100% de recurso humano de las redes de salud responsable de la estrategia de salud sexual y reproductiva y de los involucrados en los procesos de la atención de emergencia obstétrica.
- Estrategias:
    - o Las estrategias por emplear son.
        - Metodología de exposición – diálogo.
        - Realizar talleres de habilidades y destrezas.
        - Evaluación de conocimientos: Pre Y Post test
- Marco conceptual
- Acciones para desarrollar: Las acciones para el desarrollo del plan de capacitación están respaldadas por los temarios que permitirán a los asistentes adquirir conocimientos para tener en cuenta la importancia del abordamiento de las principales emergencias obstétricas para detectar a tiempo patologías en las gestantes y destrezas para la atención del parto normal que

permitirán mejorar la calidad de atención de los recursos humanos, para ello se está consideraron los siguientes temas:

- Temas de capacitación:
  - o Fisiología del embarazo
  - o Trastornos hipertensivos del embarazo: Preeclampsia, Eclampsia, Hígado graso y HELLP
  - o Hemorragia de la primera mitad del embarazo, segunda mitad del embarazo y puerperio
  - o Choque hipovolémico
  - o Principios de RCP
  - o Sepsis puerperal.
  - o Distocias: anomalías de la presentación, distocia de hombros y alteración en la progresión del trabajo de parto
  - o Evaluación del bienestar fetal
  - o Evaluación para la referencia a una IPRESS
  - o Enfermedades que pueden complicar el embarazo: eventos tromboembólicos, diabetes y enfermedad tiroidea.
- Recursos
- Financiamiento
- Presupuesto
- Cronograma

Aspectos generales del proceder para la validación de la estrategia para el desarrollo de la habilidad atención de urgencias obstétricas en el estudiante de Medicina.

Los aspectos generales de la validación de una estrategia para mejorar la competencia en la atención de emergencia obstétrica entre los estudiantes de medicina generalmente implican múltiples pasos y consideraciones cruciales. A continuación, se presentan algunos aspectos generales que podrían integrarse en este procedimiento:

Definición de la estrategia

El primer paso de acuerdo con Fescina et al. (2012) implica delinear claramente la estrategia establecida para mejorar la habilidad en el manejo de emergencias obstétricas. Esto abarcaría la elaboración pormenorizada de los objetivos educativos, las estrategias pedagógicas empleadas, los recursos requeridos y la audiencia específica, en este caso, los estudiantes de medicina. La estrategia puede conceptualizarse como un enfoque sistemático utilizado para tomar decisiones dentro de un contexto particular. Se emplea con el propósito de lograr uno o varios objetivos preestablecidos (Westreicher, 2024).

Revisión de literatura

De acuerdo con Villao Rodriguez et al., (2023) resulta imprescindible llevar a cabo un examen minucioso de la literatura disponible en torno a la instrucción de destrezas en emergencias obstétricas y la capacitación de alumnos de medicina en dicho ámbito. Esta revisión ofrece una base sólida para el diseño de estrategias y ayuda a identificar prácticas óptimas y áreas de mejora, entre ellas se encuentran las guías para la atención de las principales emergencias obstétricas. En primer lugar, resulta imperativo contar con una fundamentación teórica robusta que dote a los estudiantes de una comprensión profunda de los fundamentos médicos y los procedimientos obstétricos. Esto se mejora aún más mediante la formación práctica, que puede incluir simulaciones y ejercicios supervisados en entornos clínicos auténticos. Además, la evaluación continua y la retroalimentación constructiva son esenciales para garantizar la comprensión y la mejora continua de las habilidades.

Al respecto, Jimenez Pozo (2023) resaltó la relevancia de emplear cuestionarios y otras técnicas de recopilación de información para corroborar la eficacia de las estrategias pedagógicas en este ámbito. Es fundamental personalizar la estrategia según las necesidades individuales de los estudiantes y las características particulares del entorno clínico, con el fin de garantizar una formación completa y pertinente. La integración de estos componentes cultiva eficazmente la disposición de los futuros médicos para abordar de manera competente y segura las emergencias obstétricas, un aspecto crucial de la atención médica que salva vidas.

Diseño de la estrategia

El diseño detallado de la estrategia se realiza teniendo en cuenta los objetivos específicos de aprendizaje, los métodos de enseñanza más eficaces y las herramientas de evaluación adecuadas. La formulación detallada de la estrategia se lleva a cabo con una cuidadosa consideración de los objetivos de aprendizaje especificados, las metodologías de instrucción óptimas y los instrumentos de evaluación adecuados. Esto podría implicar el desarrollo de ejercicios de simulación, programas de entrenamiento práctico, materiales educativos y otros recursos indispensables para la ejecución de la estrategia.

La práctica del diseño estratégico de acuerdo con Conway (2021) implica ayudar a las organizaciones a identificar oportunidades para la innovación centrada en las personas y alinearse detrás de una visión de qué construir. Integra un alto nivel de experiencia en experiencia del usuario con un enfoque estratégico empresarial. Profesionales especializados en estrategia de diseño tienen la habilidad de integrar las diversas capacidades de una empresa en los procesos de innovación, diseño y desarrollo.

El diseño estratégico, de acuerdo con Yuste (2023) como enfoque del diseño, se orienta hacia la resolución de problemas complejos y la creación de valor para todos los actores involucrados en una entidad organizativa. Necesita competencias tales como la integración, la visualización y la gestión, centrándose en desafíos de gran envergadura en los ámbitos empresarial y social.

Ventajas del Diseño Estratégico: Una correcta implementación del diseño estratégico conlleva a la alineación de objetivos, necesidades, conocimientos clave y una visión compartida, lo cual promueve la cohesión entre todo el equipo y las partes interesadas. Las ventajas del diseño estratégico abarcan un riesgo reducido de innovación o cambio como resultado de procesos colaborativos, una mayor eficacia de la comunicación dentro y entre los equipos y las partes interesadas clave, y una mayor eficiencia de los recursos mediante la eliminación de gastos innecesarios en prototipos o hipótesis durante la fase de construcción (Yuste, 2023).

Implementación piloto

Es práctica habitual llevar a cabo una fase piloto de la estrategia antes de proceder con su despliegue a gran escala. En esta etapa, se lleva a cabo un ensayo de la estrategia con un número limitado de estudiantes con el propósito de identificar posibles desafíos, modificar los procedimientos según sea pertinente y evaluar la eficacia de la estrategia en relación con el logro de los objetivos de aprendizaje.

De acuerdo con Mercado-Cruza, et al. (2021) en su estudio afirma que algunas de las estrategias implementadas se centraron en el mantenimiento de la comunicación con los pacientes ambulatorios u hospitalizados a través de la utilización de videoconferencias durante las consultas y rondas realizadas a través Videoconferencia; no obstante, estas estrategias plantean la desventaja de requerir modificaciones de políticas dentro de los entornos hospitalarios con respecto a la utilización de dispositivos electrónicos y registros.

En términos generales, se llegó a la conclusión de que las Prácticas Clínicas Virtuales tienen el potencial de favorecer el fortalecimiento de las competencias clínicas en los estudiantes de medicina. De hecho, la telesimulación representa una estrategia particularmente valiosa en el panorama educativo actual debido a su capacidad para eludir la necesidad de presencia física de los estudiantes. Además, la utilización de las telecomunicaciones con fines educativos y sanitarios tiene el potencial de superar las limitaciones temporales, aumentar la accesibilidad, reducir costos, entre otros beneficios (Mercado-Cruza, et al., 2021).

De acuerdo con Mercado-Cruza, et al. (2021) la simulación virtual constituye una herramienta efectiva en el fomento de las habilidades clínicas. La implementación de esta estrategia enfrenta desafíos similares a los que se observan en cualquier innovación educativa.

Evaluación de la estrategia:

La evaluación de estrategias como lo afirma López López (2015) implica analizar los diversos elementos que impactan en la efectividad o ineficacia de una estrategia empresarial u organizacional. Se fundamenta en la coherencia, la viabilidad y la capacidad de ajustarse a las modificaciones y posibilidades del entorno.

A continuación, se detallan los elementos para la evaluación de estrategias de acuerdo con López López (2015):

Proceso de Evaluación de Estrategias:

Con el fin de valorar una estrategia, resulta imperativo adherirse a los pasos que se detallan a continuación:

- Establecer los parámetros de evaluación
- Analizar la estrategia
- Evaluar la estrategia a la luz de los criterios establecidos
- Analizar los puntos fuertes y áreas de mejora de la estrategia.
- Plantear posibles mejoras y refinamientos a la estrategia
- Realizar la implementación de las mejoras y ajustes requeridos.

Evaluación de un marco estratégico:

Los parámetros que se emplean para evaluar una estrategia empresarial abarcan:

- Coherencia: es importante asegurar que no haya contradicciones entre las metas y políticas establecidas. La organización debe mantener cohesión en sus acciones.
- Resonancia: se requiere una capacidad de ajuste a las condiciones ambientales externas y a las transformaciones significativas que ocurran en dicho entorno.
- Viabilidad: se relaciona con la capacidad de cuantificar los recursos financieros de una organización, lo que generalmente constituye la principal restricción de un plan estratégico.

Se realiza un análisis detallado de la estrategia con el fin de evaluar su eficacia en el fomento del desarrollo de las competencias en el manejo de urgencias obstétricas en los estudiantes de medicina. Esto puede implicar la recopilación de datos tanto cuantitativos como cualitativos a través de encuestas, evaluaciones de conocimientos, observaciones de desempeño y comentarios de los participantes.

Análisis de resultados

Los datos recopilados durante la evaluación se analizan exhaustivamente para determinar si la estrategia ha logrado los objetivos de aprendizaje establecidos. Esto implica realizar un análisis comparativo de los resultados antes y después de la implementación de la estrategia, identificar tendencias y patrones y sacar conclusiones sobre la efectividad general de la estrategia (Pineda-Leguízamo et al., 2018).

El análisis de los resultados es un componente esencial en el proceso de optimización de cualquier estrategia o campaña. Facilita la evaluación del desempeño y el cumplimiento de metas establecidas. En las estrategias es crucial para evaluar su desempeño y tomar decisiones informadas. Mediante la evaluación exhaustiva, se determina la efectividad de las estrategias implementadas y se verifica si se lograron los objetivos propuestos. Es una herramienta que proporciona información crucial sobre la efectividad de las estrategias y áreas que necesitan mejora (Cokomik, 2023).

Procedimiento para el Análisis de Resultados

Para realizar un análisis de resultados efectivo, es imperativo:

- Establecer los objetivos y las interrogantes de la investigación
- Realización de un análisis descriptivo y exploratorio.
- Analizar los resultados adecuadamente
- Analizar la integridad de los datos y el enfoque metodológico
- Exponer de forma clara y sucinta los hallazgos.
- Resaltar las conclusiones más significativas.

Examen de la eficacia de la estrategia empresarial: el escrutinio de la eficacia de la estrategia empresarial implica evaluar el desempeño y los resultados logrados mediante la implementación de la estrategia especificada. Facilita la evaluaciÃ³n de la efectividad de la estrategia y el cumplimiento de los objetivos preestablecidos.

Comprobar plagio

Informe y difusión de resultados:

A través un informe exhaustivo, se detalla el proceso completo de desarrollo, implementación y evaluación de la estrategia validada, presentando también las conclusiones y recomendaciones derivadas del estudio. Este informe se puede difundir entre la comunidad académica y médica a través de publicaciones científicas, presentaciones en congresos y otros canales de comunicación.

Análisis de resultados de las estrategias de desarrollo de habilidades

Al llevar a cabo un análisis de los resultados de una estrategia de desarrollo de habilidades, de acuerdo con el modelo de Kirkpatrick, es elaborado con el objetivo de evaluar el impacto en los programas de formación tradicionales. Su método comprende cuatro niveles: respuesta, aprendizaje, desempeño y resultados. Cada elemento reviste importancia y su ausencia resulta inconcebible. A medida que avanza el proceso, se vuelve más complejo y requiere más tiempo, pero produce datos invaluables (Velázquez, 2024).

El modelo Kirkpatrick es ampliamente reconocido por evaluar programas de capacitación estableciendo una cadena de evidencia respaldada por datos que valida los resultados del proceso de aprendizaje y sus implicaciones para las organizaciones, conocida como Retorno de las Expectativas (ROE) (Escuela didáctica, 2024).

Desarrolló un modelo de cuatro niveles para evaluar la efectividad de la formación:

- Reacción
- Aprendizaje
- Comportamiento
- Resultados

De acuerdo con Miranda (2021) Jack Phillips Propuso un modelo de seis niveles para evaluar el retorno de la inversión en formación y desarrollo:

- Nivel 1: Reacción
- Nivel 2: Aprendizaje
- Nivel 3: Aplicación
- Nivel 4: Impacto
- Nivel 5: Retorno de la inversión
- Nivel 6: Resultados

Robert O. Brinkerhoff, Desarrolló el modelo "Cinco Niveles de Evaluación" que se enfoca en:

- Reacción
- Aprendizaje
- Aplicación
- Impacto
- Retorno de la inversión

Estos autores han hecho contribuciones sustanciales al campo de la evaluación de la formación y el desarrollo de habilidades al ofrecer marcos conceptuales y modelos que pueden personalizarse para el análisis de estrategias específicas en las organizaciones.

Resulta fundamental adherirse a un enfoque sistematizado que posibilite una evaluación rigurosa del impacto de la estrategia. Se presenta a continuación una directriz general para la ejecución de este análisis:

1. Definición de Objetivos

- Determinar los objetivos específicos que se buscaban alcanzar a través de la implementación de la estrategia de desarrollo de habilidades.

- Definir parámetros claros y cuantificables para cada meta.

2. Recopilación de Datos

- Recopilar información pertinente antes y después de la implementación de la estrategia.

- Emplear diversas técnicas como encuestas, entrevistas, evaluaciones de desempeño y otros métodos, con el propósito de recopilar información de naturaleza tanto cuantitativa como cualitativa.

3. Análisis Cuantitativo

- Examinar los datos numéricos recolectados con el fin de evaluar el impacto cuantitativo de la estrategia.

- Enfrentar resultados anteriores y posteriores para determinar mejoras en áreas específicas.

4. Análisis Cualitativo

- Analizar elementos de naturaleza cualitativa tales como la satisfacciÃ³n de los participantes, modificaciones en actitudes o percepciones, y opiniones aportadas de manera cualitativa.

5. Identificación de Fortalezas y Áreas de Oportunidad

- Identificar los resultados obtenidos en relaciÃ³n con los objetivos definidos.

- Identificar áreas en las que la estrategia se puede mejorar o ajustar para futuras implementaciones.

6. Impacto en el Desempeño

- Examinar el efecto de la estrategia de desarrollo de habilidades en el rendimiento a nivel individual y organizacional.
- Examinar si se han logrado avances concretos en términos de productividad, eficiencia o calidad laboral.

7. Retroalimentación y Planes Futuros

- Obtener información de retroalimentación de los participantes y las partes interesadas involucradas en el proceso.
- Emplear los resultados del análisis para perfeccionar la estrategia y formular futuras iniciativas de desarrollo de habilidades.

DISCUSIÓN DE RESULTADOS

A través de una revisión exhaustiva de las respuestas proporcionadas por los cinco médicos docentes especializados en emergencias obstétricas, se evidencio una riqueza de enfoques pedagógicos y estrategias aplicadas en la formación de estudiantes de medicina en este campo específico. Todo esto teniendo en cuenta que cada docente ofreció una perspectiva única sobre el papel fundamental del médico docente, los desafíos inherentes al proceso de enseñanza, la adaptación de enfoques pedagógicos, la promoción de la participación activa, la integración de la ética y sensibilidad cultural, la eficacia de las tecnologías educativas, y la preparación de los estudiantes para enfrentar situaciones de emergencia obstétrica en contextos reales.

En cuanto al papel fundamental del médico docente, se destaca la importancia de guiar y liderar en el desarrollo de habilidades clínicas, así como actuar como un modelo ejemplar tanto en principios éticos como humanísticos. Además, se subraya la función de facilitar un aprendizaje activo y experiencial, fomentar el trabajo en equipo, y cultivar la resiliencia y la capacidad de manejo del estrés entre los estudiantes.

Los desafíos que enfrentan los docentes en este ámbito incluyen la variabilidad en la experiencia clínica de los estudiantes, la gestión eficaz del tiempo, la diversidad de estilos de aprendizaje, la limitada exposición a emergencias obstétricas en entornos clínicos reales, y la necesidad de mantenerse constantemente actualizado frente a un campo médico en constante evolución.

En lo que respecta a la adaptación del enfoque pedagógico, se enfatiza la necesidad de individualizar el aprendizaje para abordar las diferentes habilidades y conocimientos previos de los estudiantes. Mientras que de igual manera se destaca la importancia de integrar simulaciones realistas, utilizar estrategias de aprendizaje basado en problemas, ofrecer retroalimentación constructiva de manera regular y hacer uso de tecnologías educativas.

Las estrategias para fomentar la participación activa de los estudiantes abarcan desde el diseño de escenarios interactivos hasta discusiones basadas en casos, juegos de rol, prácticas en entornos simulados y proyectos colaborativos. Cada una de estas estrategias tiene como objetivo promover un aprendizaje práctico y participativo. Dentro del ámbito de la ética y sensibilidad cultural, los docentes subrayan la importancia de diseñar escenarios y casos que reflejen la diversidad cultural de la población.

Finalmente, cabe destacar que la importancia de la formación continua para los médicos docentes es unánimemente reconocida, destacándose la participación activa en eventos científicos, la colaboración con profesionales especializados, la adhesión a programas de educación continua, la supervisión de investigaciones y estudios clínicos como estrategias fundamentales para mantenerse actualizado y proporcionar una enseñanza relevante y efectiva.

CONCLUSIONES

En retrospectiva, al examinar las respuestas de los médicos docentes especializados en emergencias obstétricas, se destaca la convergencia en la importancia asignada al papel fundamental que desempeñan en la formación de estudiantes de medicina. En donde todos coinciden en que actuar como guías, líderes y modelos a seguir es esencial para el desarrollo de habilidades clínicas, juicio clínico y principios éticos en los futuros profesionales de la salud.

A medida que estos docentes compartían sus experiencias, surgían una serie de desafíos comunes a los que se enfrentan al enseñar emergencias obstétricas. La variabilidad en la experiencia clínica de los estudiantes, la gestión del tiempo, la diversidad de estilos de aprendizaje y la limitada exposición a casos reales se revelaron como obstáculos significativos. Sin embargo, cada docente abordó estos desafíos con estrategias específicas, destacando la necesidad de flexibilidad y adaptabilidad en su enfoque pedagógico.

En el ámbito pedagógico, la adaptación se convirtió en un hilo conductor, en donde los docentes recalcaron la importancia de adaptar sus métodos de enseñanza a las necesidades individuales de los estudiantes, integrando simulaciones realistas, aprendizaje basado en problemas y tecnologías educativas, dicho enfoque personalizado se reveló como fundamental para garantizar que cada estudiante adquiriera habilidades efectivas en el manejo de emergencias obstétricas.

Finalmente, la necesidad de formación continua para los médicos docentes en el ámbito de la atención de emergencias obstétricas fue resaltada como una conclusión unificada. La participación en eventos científicos, colaboración con expertos, programas de educación continua y la supervisión de investigaciones clínicas se identificaron como estrategias clave para mantenerse actualizados y, por ende, proporcionar una enseñanza informada y relevante.

50

BIBLIOGRAFÍA

1. Sánchez. Percepción nante la simulación clínica obstétrica en estudiantes de medicina humana de una Universidad Privada de Lima - Perú 2021. [Online].; 2021 [cited 2024 Enero 31]. Available from: https://hdl.handle.net/20.500.14308/3315.

2. Campoverde A&. Desde las memorias de la trasmisión de conocimientos hacia los fundamentos de la mediación pedagógica. [Online].; 2021 [cited 2024 Enero 31]. Available from: http://dspace.uazuay.edu.ec/handle/datos/11372.

3. Paredes. Nivel de conocimiento en emergencias obstétricas en gestantes de alto riesgo en internos de obstetricia del Hospital Materno Infantil Carlos Showing Ferrari, 2018. [Online].; 2021 [cited 2024 Enero 31]. Available from: http://repositorio.udh.edu.pe/123456789/3010.

4. Jimenez. Plan de capacitación para el fortalecimiento de competencias del profesional obstetra en emergencias obstétricas de unos centros Materno Infantil, Ica 2023. [Online].; 2023 [cited 2024 Enero 31]. Available from: https://hdl.handle.net/20.500.12692/130660.

5. Moreno. Prácticas simuladas en Emergencias Obstétricas como escenario de Aprendizaje. [Online].; 2021 [cited 2024 Enero 31]. Available from: http://repository.unipiloto.edu.co/handle/20.500.12277/10815.

6. Gomar F&. Diseño de una plantilla de escenarios de simulación clínica. Una propuesta para la formación en Obstetricia y Puericultura. [Online].; 2024 [cited 2024 Enero 31]. Available from: https://dx.doi.org/10.33588/fem.2605.1301.

7. Llano M&L. Habilidades profesionales de los especialistas de Medicina Interna para atender a gestantes con patologías asociadas.

[Online].; 2023 [cited 2024 Enero 31]. Available from: http://scielo.sld.cu/scielo.php?pid=S1815-76962023000300018&script=sci_arttext.

8. Alcorta-Garza, A., González-Guerrero, J., Tavitas-Herrera, S., y Rodríguez-Lara, F. (2005). Validación de la escala de empatía médica de Jefferson en estudiantes de medicina mexicanos. *Salud mental, 28*(5), 57-63.

9. Altamirano-Droguett, J. (2019). La simulación clínica: Un aporte para la enseñanza y aprendizaje en el área de obstetricia. *Revista Electrónica Educare, 23*(2), 167-187. https://doi.org/10.15359/ree.23-2.9

10. Ausubel, D. (1968). *Educational Psychology: A Cognitive View.* Holt, Rinehart and Winston.

11. Balderix. (2024). *Academia Balderix.* Probabilidad y Estadística: https://www.probabilidadyestadistica.net/checklist-lista-de-verificacion/

12. Beca, J. P., Gómez, M. I., Browne, F., y Browne, J. (2011). Los estudiantes de medicina como parte del equipo de salud. *Revista médica de Chile, 139*(4), 462-466. https://doi.org/10.4067/S0034-98872011000400007

13. Becciu, S. (2023). *fullaudits.com.* Qué es la estandarización de procesos, cómo aplicarla y ejemplos: https://fullaudits.com/estandarizacion-de-procesos-aplicarla-y-ejemplos/

14. Bronfenbrenner, U. (1979). *The Ecology of Human Development: Experiments by Nature and Design.* Harvard University Press.

15. Bruner, J. (1966). *Toward a Theory of Instruction.* Harvard University Press.

16. Cambero Martínez, Y., Santisteban Alba, S., Álvarez Sintes, A., Rodríguez, R., Olazabal, J., y Enamorado, A. (2022). Diseño de la asignatura Obstetricia y Ginecología basada en la formación de competencias. *Educación Médica Superior, 36*(3), 1-17. http://scielo.sld.cu/pdf/ems/v36n3/1561-2902-ems-36-03-e3494.pdf

17. Campos , S., y Loza, P. (2011). *Incidencia de la gestión administrativa de la biblioteca municipal "Pedro Moncayo" de la ciudad de barra en mejora de la calidad de servicios y atención a los usuarios en el año 2011. Propuesta alternativa.* Tesis de Licenciatura, Universidad Técnica del Norte, Ecuador. http://repositorio.utn.edu.ec/handle/123456789/1945

18. Cokomik. (2023). *https://conomik.com.* Guía práctica: como hacer un analisis de resultados: https://conomik.com/como-hacer-un-analisis-de-resultados/

19. Conway, A. (2021). *discover.egafutura.com.* que-es-el-diseno-de-estrategia-y-por-que-es-importante: https://discover.egafutura.com/que-es-el-diseno-de-estrategia-y-por-que-es-importante/

20. Cunningham, F., Leveno, K., Bloom, S., Dashe, J., y Hoffman, B. (2018). *Williams obstetrics.* McGraw-Hill Education.

21. Díaz Barriga, S. (2011). *El enfoque de competencias en educación; la enseñanza situada.* Ciudad de México: Perfiles educativos.

22. Escuela didáctica. (2024). *https://www.escueladidactica.com/.* Qué es el modelo Kirkpatrick: https://www.escueladidactica.com/que-es-el-modelo-kirkpatrick/

23. Esquerda, M., Yuguero, O., Viñas, J., y Pifarré, J. (2016). La empatía médica, ¿nace o se hace? Evolución de la empatía en estudiantes de medicina. *Atención Primaria, 48*(1), 8-14. https://doi.org/10.1016/j.aprim.2014.12.012

24. Fescina, R., De Mucio, B., Ortiz, E., y Jarquin, D. (2012). *Guías para la atención de las principales emergencias obstétricas*. Organización Panamericana de la Salud. https://www3.paho.org/clap/dmdocuments/CLAP1594.pdf

25. Gaba, D. (2004). The future vision of simulation in health care. *Qual Saf Health Care, 13*(1), 2-10. https://doi.org/10.1136/qhc.13.suppl_1.i2

26. García, C. (2020). *Conocimientos, actitudes y prácticas sobre el manejo de las hemorragias obstétricas - clave roja – MSP en estudiantes del posgrado de Ginecología y Obstetricia de la Universidad Católica del Ecuador sede Quito*. Trabajo de Especialista, Pontificia Universidad Católica del Ecuador, Quito. http://repositorio.puce.edu.ec/handle/22000/18340?show=full

27. Gardner, H. (1983). *Frames of Mind: The Theory of Multiple Intelligences*. Basic Books.

28. Ginoris Quesada, O., Addine Fernández, F., y Turcaz Millán, J. (2006). *Didáctica General*. INSTITUTO PEDAGÓGICO LATINOAMERICANO Y CARIBEÑO.

29. Greif, D., Bottaro, S., Gómez, F., Grenno, A., Nozar, F., Fiol, V., y Briozzo, L. (2015). Capacitación de residentes de ginecología en urgencias obstétricas mediante simulación clínica. *Rev Méd Urug, 31*(1), 46-52.

30. Jimenez Pozo, E. (2023). *Plan de capacitación para el fortalecimiento de competencias del profesional obstetra en emergencias obstétricas de unos centros Materno Infantil, Ica 2023*. Tesis de Maestría, Universidad César Vallejo, Lima.

31. Kolb, D. (1984). *Experiential Learning: Experience as the Source of Learning and Development*. Prentice Hall.

32. Kraus, A. (2017). *Empatía: Notas sin sosiego.* Nexos: https://www.nexos.com.mx/?p=30800

33. López López, V. (2015). *Evaluación de estrategias.* Emprendices: https://www.emprendices.co/evaluacion-de-estrategias/

34. Lopez, M., Lopez, S., Ramos, L., y Pato, O. (2013). La simulación clínica como herramienta de aprendizaje. *ma. Cirugía mayor ambulatoria, 18*(1), 27-31. http://www.asecma.org/Documentos/Articulos/05_18_1_FC_Lo%C2%A6%C3%BCpez.pdf

35. Ludeña , D. (2018). *Simulación en la adquisición de competencias clinicas para la atnción de emergencias obstétricas, distocia de hombros en estudioantes de medicina de la Universidad Técnia Particular de Loja, periodo septiembre 2013-febrero 2014.* Trabajode titulación de Médico, Universidad Técnica Particular de Loja, Loja.

36. Machado Linde, F., Prieto-Sánchez, M., Sánchez-Ferrer, M., y Nieto, A. (2014). Optimización de las prácticas clínicas en el aprendizaje de Ginecología y Obstetricia por el alumno de Medicina. *II Congreso Internacional de Innovación Docente.* Murcia.

37. Maslow, A. (1970). *Motivation and Personality.* Harper & Row.

38. Maza-de la Torre, G., Motta-Ramírez, G., Motta-Ramírez, G., y Jarquin-Hernández, P. (2023). La empatía, la comunicación efectiva y la asertividad en la práctica médica actual. *Revista de sanidad militar, 77*(1). https://doi.org/10.56443/rsm.v77i1.371

39. Mercado-Cruza,, E., Morales-Acevedo, J., Lugo-Reyes, G., Quintos-Romero, A., y Esperón-Hernández, R. (2021). Telesimulación: una estrategia para desarrollar habilidades clínicas en estudiantes de medicina. *Investigación en Educación Médica, 10*(40), 19-28. https://doi.org/10.22201/fm.20075057e.2021.40.21355

40.Millán Núñez, J. (2008). La enseñanza de las habilidades clínicas. *Educación Médica, 11*(1), 21-27. http://scielo.isciii.es/scielo.php?script=sci_arttext&pid=S1575-18132008000500005&lng=es&tlng=es

41.Miranda, A. (2021). *Los 3 mejores métodos para evaluar la eficacia de la capacitación.* https://es.linkedin.com/pulse/los-3-mejores-métodos-para-evaluar-la-eficacia-de-miranda-rojas

42.Obando, R. (2023). *Qué es la estandarización de procesos, cómo aplicarla.* https://blog.hubspot.es: https://blog.hubspot.es/sales/estandarizacion-de-procesos

43.Oficina para la salud de la mujer. (2022). *espanol.womenshealth.gov.* https://espanol.womenshealth.gov/: https://espanol.womenshealth.gov/pregnancy/youre-pregnant-now-what/pregnancy-complications

44.Oldland, E., Botti, M., Hutchinson, A., y Redley, B. (2020). A framework of nurses'responsibilities for quality healthcare — Exploration of content validity. *Collegian, 27*(2), 150-163. https://doi.org/10.1016/j.colegn.2019.07.007

45.Organización Mundial de la Salud. (2016). *Global strategic directions for strengthening nursing and midwifery 2016–2020.* https://www.who.int/publications-detail-redirect/9789240033863

46.Palés, J., y Gomar, C. (2010). El uso de las simulaciones en educación médica. Teoría de la educación. *Educación y cultura en la sociedad de la información, 11*(2), 147-169. http://www.ub.edu/medicina_unitateducaciomedica/documentos/Lus%20de%20les%20simulacions%20en%20educacio%20medica.pdf

47.Piaget, J. (1976). *El nacimiento de la inteligencia en el niño.* Fondo de Cultura Económica.

48. Pineda-Leguízamo, R., Miranda-Novales, G., y Villasís-Keever, M. (2018). La importancia de los reportes de casos clínicos en la investigación. *Revista alergia México, 65*(1), 92-98. https://doi.org/https://doi.org/10.29262/ram.v65i1.348

49. Ruiz, E. (2024). *https://plandemergencia.com/*. https://plandemergencia.com/comunicacion-en-situaciones-de-crisis/cuales-son-las-mejores-estrategias-para-comunicar-en-situaciones-de-emergencia-de-forma-clara-y-precisa/

50. Secretaría de salud. (2021). *Manual de habilidades didácticas para la formación de instructores de primeros respondientes.* México: Secretariado Técnico del Consejo Nacional para la Prevención de Accidentes. https://www.gob.mx/cms/uploads/attachment/file/783775/Manual_Formaci_n_Instructores_030321.pdf

51. Skinner, B. (1954). The Science of Learning and the Art of Teaching. *Harvard Educational Review, 24*(2), 86-97.

52. Sociedad Española de Oncología Médica, Federación de Mujeres de Cáncer de Mama, Novartis Oncology. (2008). *Empatía, esencial en la comunicación médico-paciente.* Sociedad Española de Oncología Médica: https://www.seom.org/seomcms/images/stories/recursos/salaprensa/notasprensa/2008/np_guia_empatia.pdf

53. Soler Martínez, C. (2004). Reflexiones acerca del término de competencias en la actividad docente. *Educ Med Super., 18*(1).

54. Supersalud. (2021). *Plan de prevención, preparación y respuesta ante emergencias.* Minsalud, Superintendencia Nacional de Salud. https://docs.supersalud.gov.co/PortalWeb/planeacion/Planes/SST%20-%20PlanPPR%20Emergencias2021.pdf

55. Tapia Villanueva, R., Núñez Tapia, R., Syr Salas, R., y Rodríguez-Orozco, A. (2007). El internado médico de pregrado y las competencias clínicas. *Educación Médica Superior,, 21*(4). http://scielo.sld.cu/scielo.php?script=sci_arttext&pid=S0864-21412007000400005

56. Universidad del Azuay. (2023). *http://www.uazuay.edu.ec*. https://www.uazuay.edu.ec/estudios-de-grado/carreras/medicina: https://www.uazuay.edu.ec/estudios-de-grado/carreras/medicina

57. Urra, E., Sandoval, S., y Irribarren, F. (2017). El desafío y futuro de la simulación como estrategia de enseñanza en enfermería. *Revista Investigación en Educación Médica, 6*(22), 119-125. http://www.scielo.org.mx/scielo.php?pid=S2007-50572017000200009&script=sci_arttext

58. US Department of Health and Human Services. (2024). *www.nichd.nih.gov*. www.nichd.nih.gov/health/topics/pregnancy/conditioninfo/complicat ions: https://www.nichd.nih.gov/health/topics/pregnancy/conditioninfo/co mplications

59. Vázquez Gómez, L., Rodríguez Calvo, M., Arriola Mesa, Y., y Rodríguez Casas, E. (2015). Evaluación de habilidades clínicas en estudiantes de tercer año de Medicina. *Edumecentro, 7*(3), 1-12.

60. Velasco, A. (2013). *Simulación clínica y enfermería, creando un ambiente de simulación*. Trabajo de grado, Universidad de Cantabria. https://metodoinvestigacion.files.wordpress.com/2014/11/simulacic3 b3n-cc3b1inica-y-efermerc3ada-creando-un-ambiente-de-simulacic3b3n-u-de-cantabria.pdf

61. Velázquez, A. (2024). *QuestionPro*. ¿Qué es el modelo de evaluación Kirkpatrick?: https://www.questionpro.com/blog/es/modelo-de-evaluacion-kirkpatrick/

62. Villao Rodriguez, L., Yaguana Torres, J., y Lara Arriaga, S. (2023). Estrategia para el Desarrollo de Habilidades en la Atención de Urgencias Obstétricas en el Estudiante de Medicina. *Ciencia latina.* https://ciencialatina.org/index.php/cienciala/article/download/8361/1 2568?inline=1

63. Vygotsky, L. (1978). *Mind in Society: The Development of Higher Psychological Processes.* Harvard University Press.

64. Westreicher, G. (2024). *¿Qué es una estrategia?* economipedia: https://economipedia.com/definiciones/estrategia.html

65. World Health Organization. (2016). *Managing complications in pregnancy and childbirth: a guide for midwives and doctors.* World Health Organization.

66. Yuste, G. (2023). *https://keepcoding.io/blog.* que-es-el-diseno-estrategico/: https://keepcoding.io/blog/que-es-el-diseno-estrategico/

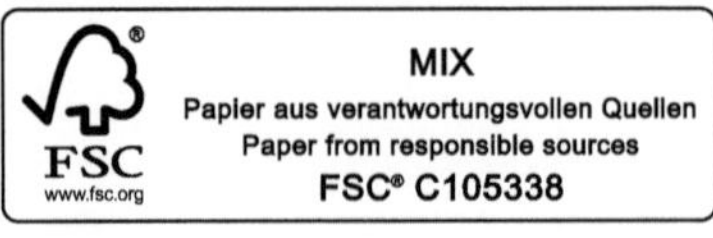

Printed by Books on Demand GmbH, Norderstedt / Germany